V. CRÉMIEU

Docteur ès-sciences physiques

Application des gaz radioactifs

des sources thermales

La station gazeuse
de COLOMBIÈRES-SUR-ORB

PARIS

ÉDITIONS DE LA " GAZETTE DES EAUX "
3, Rue Humboldt, 3

1913

V. CRÉMIEU

Docteur ès-sciences physiques

Application des gaz radioactifs des sources thermales

La station gazeuse de COLOMBIÈRES-SUR-ORB

PARIS

ÉDITIONS DE LA " GAZETTE DES EAUX "
3, Rue Humboldt, 3

1913

Application des gaz radioactifs des sources thermales

La station gazeuse de Colombières-sur-Orb

Par M. V. Crémieu

Docteur ès-sciences physiques

———

Depuis la découverte par Pierre Curie de la radioactivité des eaux et des gaz des sources minérales, les études remarquables de M. Moureu, aidé par MM. Biquard et Lepape, ont montré que certaines sources libéraient, d'une façon continue, des quantités considérables de gaz rares et d'émanation du radium.

D'autre part, depuis 3 ans, les essais d'application thérapeutique du gaz émanation se sont rapidement développés. Les expériences *in vitro* et *in vivo* de l'école allemande ont montré l'importance d'un emploi raisonné de ce gaz pour combattre la diathèse urique, les maladies de la nutrition et presque toutes les arthropathies.

Jusqu'à ce jour, on s'est servi exclusivement d'émanation préparée à l'aide de solution de sels de radium, avec des appareils convenablement disposés.

Malheureusement, les sels de radium sont extrêmement coûteux. De plus, les solutions qui, théoriquement, devraient donner indéfiniment de l'émanation, se *fatiguent* très rapidement. En pratique, une solution ne donne plus d'émanation au bout de quelques mois et on est assez mal fixé sur la cause de ce phénomène. Il semble que les sels, primitivement dissous, prennent une forme insoluble et se précipitent ; il y a aussi probablement des actions entre ces sels et le verre des récipients, qui amènent une sorte d'occlusion. Quoiqu'il en soit, l'emploi de l'émanation, déjà très onéreux par suite du prix extrêmement élevé des sels de radium (cours actuel, 45o fr. le milligramme de bromure de radium), est rendu encore plus onéreux et très délicat par suite des propriétés qui viennent d'être rappelées.

Dans ces conditions, il était intéressant d'essayer d'utiliser l'émanation que la nature fournit gratuitement aux griffons de certaines sources.

Je vais exposer, dans le présent article, quelles sont les conditions d'exploitabilité d'une source radioactive et indiquer comment ces conditions ont été réalisées à la station de Colombières-sur-Orb, avec son annexe de l'Emanatorium de Lamalou-les-Bains.

*
* *

Il est d'abord nécessaire de rappeler brièvement les propriétés physiques de l'émanation du radium, son mode d'action, les unités qui servent à sa mesure, ses modes d'emploi thérapeutique et enfin les doses auxquelles on l'emploie.

L'émanation du radium est un gaz de densité élevée, que le radium et ses sels émettent d'une manière continue, au cours de leur désintégration.

Un gramme de radium émet, par seconde, 0,000.003 millimètre cube de gaz émanation. D'autres corps radio-actifs donnent des gaz qu'on appelle aussi émanations. Mais ils les émettent en quantités beaucoup moindre. Ainsi un gramme de thorium donnerait, par seconde, 0,000.000.000.000.000.3 millimètre cube de gaz émanation.

D'ailleurs, les émanations autres que celles du radium présentent des propriétés très différentes de celles-ci et qui rendent leur emploi thérapeutique très difficile. De plus, les sources thermales émettent surtout de l'émanation du radium. Nous ne nous occuperons donc que de cette dernière dans le présent article.

L'émanation est un gaz et jouit de toutes les propriétés

physiques des gaz. Chimiquement, elle est absolument inerte et ne présente d'affinité pour aucun autre corps, semblable en cela à l'argon, dont elle est la très proche parente. Ce ne sera donc pas par voie de combinaison chimique avec les humeurs que l'émanation pourra agir sur l'organisme. D'ailleurs, l'émanation est très peu soluble dans l'eau et encore moins dans les solutions salines ; il sera, par suite, difficile de la faire pénétrer dans l'organisme par voie d'ingestion ou d'injection.

Mais l'émanation est radioactive. C'est-à-dire que c'est un corps dont l'atome est en voie continuelle de désintégration, avec transformation en produits nouveaux : l'hélium et le radium A. Cette désintégration s'accompagne d'émission de quantités considérables d'énergie, sous forme de rayons α.

Ce qui caractérise un corps radioactif, c'est sa *période*. La période est le temps nécessaire pour qu'un poids donné du corps considéré soit réduit de moitié. Plus courte est la période, plus grandes sont les quantités d'énergie mise en liberté par la désintégration. La période du radium est d'environ 2.000 ans. Celle de l'émanation est de 3 jours 20 heures. On voit, par suite, que l'énergie libérée par seconde par la désintégration d'un poids déterminé d'émanation sera formidable comparée à celle émise dans le même temps par la désintégration d'un même poids de radium. C'est cette énergie qui agira sur l'organisme. En faisant pénétrer par la voie respiratoire de l'émanation diffusée dans l'air, à l'intérieur des poumons, on créera, au sein même de l'alvéole, une source de rayons α et on tapissera les parois de l'alvéole de radium A.

Il y aura donc une première action directe, due à ces rayons. Ils sont constitués par des particules d'hélium, chargées positivement, et qui se déplacent avec une vitesse de 20.000 kilomètres par seconde. Le choc de ces particules contre les molécules des liquides, ou contre les cellules vivantes, provoquent des réactions analogues à celles causées par les rayons cathodiques.

D'autre part, le radium A, premier produit solide de désintégration de l'émanation, se désintègre à son tour et donne toute une série de produits, ayant les périodes et émettant les rayons indiqués par le schéma ci-dessous

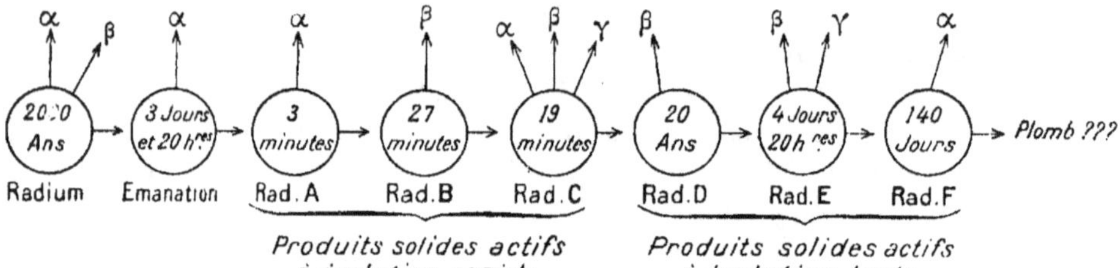

On voit que les produits solides, à évolution lente, vont, pendant plusieurs années, émettre, en quantité extrèmement faible, mais d'une manière continue, des rayons α, β et γ, qui agiront sur les parties où se sont formés les dépôts actifs.

Ainsi, une seconde action, très durable, mais atténuée, vient compléter l'action immédiate de l'émanation.

Ces propriétés, bien connues, ont été rappelées ici, parce qu'elles montrent de suite le points suivants :

1° Le véritable mode d'emploi de l'émanation est l'inhalation.

2° L'émanation des sources thermales est véhiculée par des gaz aisément mélangeables à l'air respirable ; elle se présente donc d'elle-même sous la forme la plus facilement utilisable.

Unités. — Pour évaluer exactement une grandeur, il faut adopter une unité dont la qualité essentielle doit être la suivante : pouvoir toujours être reproduite exactement. Pour cette raison, il n'aurait été possible d'évaluer l'émanation en centimètres cubes que si l'émanation avait été un gaz stable.

Mais, par suite de la désintégration continue, on a été amené à chercher une unité qui soit toujours comparable à elle-même, malgré cette désintégration. On y est arrivé en prenant pour unité une quantité (*en équilibre radioactif*) avec l'unité de poids de radium. Voici à quoi correspond cette notion :

On conçoit aisément que, si on scelle dans un tube, un gramme de radium, celui-ci va émettre, d'une manière continue, un débit constant d'émanation qui s'accumule dans le tube. Mais, en même temps, cette émanation se désintègre et le débit de désintégration est proportionnel à la quantité d'émanation présente. Par suite, le débit de désintégration, plus faible au début que le débit d'émission, augmentera peu à peu, et les deux débits seront égaux au bout d'un intervalle qui est d'environ un mois. A partir de ce moment, la quantité d'émanation accumulée dans le tube, en présence du radium, sera constante. Il sera facile de la puiser dans un appareil convenable, et de l'évaluer par une des méthodes électriques qui servent à sa mesure.

Cette quantité d'émanation, en équilibre radioactif avec un gramme de radium, a été adoptée comme unité internationale par le Congrès de Bruxelles, et a reçu le nom de Curie. Un curie d'émanation occupe un volume d'environ 0,6 millimètre cube.

Les sous-unités sont :

$$\text{Le millicurie} = \frac{\text{Curie}}{1.000}$$

$$\text{Le micro-curie} = \frac{\text{Curie}}{1.000.000}$$

$$\text{Le milli-micro-curie} = \frac{\text{Curie}}{1.000.000.000}$$

C'est de cette dernière unité que nous nous servirons, parce qu'elle correspond assez bien aux teneurs courantes des eaux thermales en émanation, ainsi qu'aux doses thérapeutiques.

On employait, et certains auteurs emploient encore, deux unités différentes : Mache et milligramme-minute.

1 Mache vaut 0,4 milli-micro-curie ;

1 milligramme-minute vaut 125 milli-micro-curie.

Pour éviter des confusions, en ce qui concerne le milligramme-minute, il faut vérifier si l'auteur qui emploie cette unité parle de milligramme-minute de *radium* ou de *bromure de radium*. Dans ce second cas, par suite du rapport des poids moléculaires, on sait que :

1 milligramme-minute de *bromure* vaut 65 milli-micro-curie.

Les doses auxquelles on a employé l'émanation sont essentiellement empiriques. En inhalation, on a fait respirer les malades dans des atmosphères renfermant, en moyenne, 0,8 à 1,6 milli-micro-curie par litre d'air.

C'est à cette dose que presque tous les résultats curatifs ont été obtenus, aussi bien par Ilis, de Berlin, que par Rebattu, de Lyon, qui ont publié les observations les plus complètes.

Nous avons essayé, à Colombières, de porter cette dose jusqu'à 50 milli-micro-curie par litre, sans observer de modification appréciable dans l'allure générale des cures en cours. Nous n'avons d'ailleurs jamais observé un seul cas de malaise. même passager, sur les malades traités à ces doses élevées.

Quant aux doses employées en ingestion ou en injection, elles sont, en général. très supérieures, et on est allé jusqu'à donner plusieurs milliers de milli-micro-curie. Mais ce que nous avons rappelé des propriétés de l'émanation montre trop clairement qu'on ne peut pas espérer grand chose de ces modes d'emploi. La solubilité de l'émanation est si faible, qu'elle ne fait que traverser l'organisme, d'où elle est éliminée après quelques minutes, sans avoir eu le temps d'agir, ni directement, ni par ses dépôts de désintégration.

Il nous semble que, seule, une série de séjours d'au moins une heure, dans une atmosphère chargée en émanation, peut permettre à l'organisme de se mettre, en quelque sorte, en équilibre de saturation avec le milieu.

Il semble qu'on aurait pu prévoir. d'après les résultats obtenus dans les stations thermales riches en émanation, l'ordre de grandeur des doses à employer.

On admet, aujourd'hui, que l'efficacité de plusieurs eaux minérales est surtout due à leur radioactivité. La disparition rapide de cette efficacité. après la sortie de l'eau du griffon ; le fait que les bains en piscine, au cours desquels le malade respire un air contenant une portion notable de l'émanation de l'eau, sont plus actifs que les bains en cabines isolées ; et différentes observations, qu'il serait trop long de rappeler, viennent à l'appui de cette opinion.

En fait de rhumatismes, on obtient des effets analogues,

quoique moins intenses, par certaines cures thermales et par les inhalations d'émanation.

Ainsi, la dose d'émanation présente dans l'atmosphère qui surmonte une piscine d'eau radioactive naturelle est une dose efficace.

Or, la valeur moyenne de cette dose ne dépasse 0,05 milli-micro-curie par litre.

A Colombières, immédiatement au-dessus de l'eau, dans les réservoirs de captation des gaz, on n'a même pas 0,01 par litre, et pourtant l'eau est riche en émanation.

On emploie donc, en thérapeutique, des doses de 25 à 100 fois supérieures aux doses naturelles.

Mode d'emploi. Salles d'inhalation

Pour administrer l'émanation, il faut disposer d'une salle d'inhalation permettant un emploi économique de ce gaz extrêmement coûteux.

Par la respiration, les malades n'absorbent qu'une proportion infime de l'émanation qui passe dans leurs poumons. L'air expiré contient des doses sensiblement égales à celles de l'air aspiré. On peut admettre que le malade, en sortant de la salle, n'emportera que les dépôts actifs qui se sont formés sur ou dans son corps pendant la séance.

On a donc tout intérêt à réaliser une sorte de *piscine d'air* dont on maintiendra la teneur constante par des apports journaliers d'émanation. Au bout d'un certain temps, les parois de la salle seront ainsi tapissés d'un dépôt actif dont les effets ionisants s'ajouteront à ceux de l'émanation présente dans l'air.

Celui-ci ne sera jamais renouvelé. Il suffira d'assurer sa purification continue par des dispositifs convenables. Ceux-ci devront permettre l'absorption des poussières, de l'acide carbonique et de l'humidité.

On peut imaginer plusieurs systèmes. Voici celui qui a été réalisé à l'hôpital Laënnec, à la clinique médicale de M. le professeur Landouzy, tout à fait pareil à ceux qui fonctionnent à Colombières, depuis un an ; le local utilisé est une salle de la crèche, de 50 mètres cubes, dont ABCD représentent une coupe horizontale. La fenêtre I a été soigneusement calfeutrée.

La porte K a été entourée du tambour EFG, muni de la porte K'. Ces deux portes joignent aussi exactement que

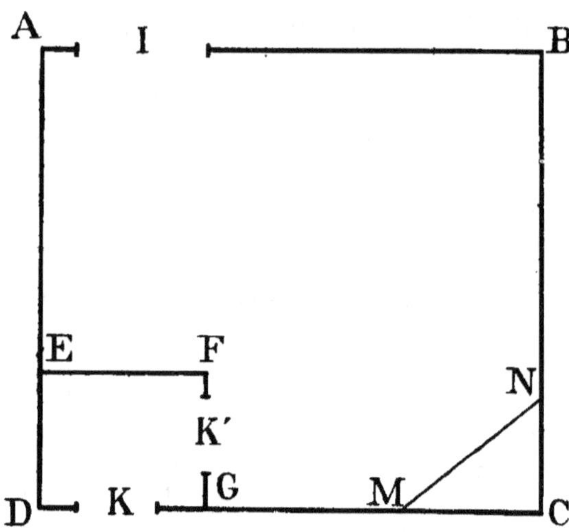

Coupe d'une salle d'inhalation.

possible. Pour entrer ou sortir de la pièce, il ne faut jamais ouvrir les deux portes à la fois. On réduit ainsi au minimum les pertes de gaz. Des portes à glissière seraient encore préférables à ce point de vue.

Pour assurer la purification de l'air, on a disposé, en MN, une cloison de bois qui forme avec les murs de l'angle une manche verticale. Un ventilateur, placé en O (fig. 2), aspire l'air de la salle et le fait circuler de haut en bas, dans la manche de laquelle il ressort par O'. Sur le trajet ainsi parcouru, on dispose, en EE, une étagère percée de rous, au-dessous desquels on place, sur un plateau, du peroxyde de sodium.

En dessous, une seconde étagère TT porte un faisceau de tubes de verres verticaux, dont l'extrémité inférieure

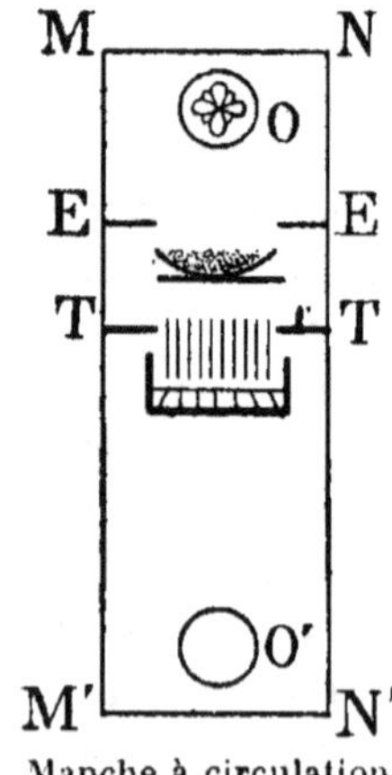

Manche à circulation d'air.

vient raser la surface d'une couche d'acide sulfurique concentré contenu dans un cristallisoir. En soulevant légèrement celui-ci tous les jours, on mouille l'extrémité des tubes d'acide. L'air est ainsi obligé de circuler contre une surface très étendue, à laquelle il abandonne son humidité et ses poussières.

Quant au peroxyde de sodium, on sait qu'il absorbe l'acide carbonique en donnant du carbonate de soude et un volume d'oxygène. Il faut environ 75 grammes de ce sel pour absorber tout l'acide carbonique fourni par la respiration d'un homme moyen pendant une heure.

Enfin, on peut compléter le brassage de l'air en disposant, au centre du plafond de la salle, un ventilateur à larges palettes.

Une salle de ce genre devra, au début, être amorcée par un apport d'émanation suffisant pour établir la teneur nécessaire dans l'atmosphère qu'elle limite. Ainsi, à Laënnec, on a mis, au début, 4o micro-curie d'émanation.

Il suffit ensuite de maintenir cette teneur par des apports journaliers correspondant à la portion de la dose initiale qui s'est désintégrée en 24 heures, soit environ 17 o/o. Pour plus de sûreté, on ajoute 20 o/o. A Laënnec, on ajoutait chaque jour 8 micro-curie.

Une salle de ces dimensions permet de traiter 10 malades à la fois, ce qui ferait près de 80 malades par jour, en supposant 8 séries de séances.

Elle présente l'avantage d'économiser l'émanation et d'utiliser complètement les dépôts radioactifs qui s'accumulent sur les murs.

Mais, si on n'a à traiter que quelques malades isolés, il est préférable de les traiter dans de petites cabines, analogues aux cabines téléphoniques, et présentant, en petit, tous les dispositifs de purificatiou d'air que nous avons décrit pour la grande salle.

Une cabine de 1800 litres a fonctionné, cet hiver, dans le service de M. le professeur Marcel Labbé, à l'hôpital de La Charité. Plusieurs cabines sont aussi installées à Colombières.

L'inconvénient de la cabine, c'est qu'une dose ne peut servir que pour un seul malade et se perd complètement quand on ouvre, à la fin de la séance. On voit ainsi qu'il faudra, par exemple, pour les 1800 litres de la cabine, 1,44 micro-curie par séance. Pour 8 séances par jour, soit 8 malades traités, il faudrait donc près de 12 micro-curie, alors que 8 micro curie par jour permettent de traiter 80 malades dans la salle de 50 mètres cubes.

Il est nécessaire de contrôler fréquemment la teneur en émanation des sels d'inhalation par des dispositifs électrométriques. Leur description sortirait du cadre de cet article. Mais on les trouvera décrits dans de très nombreuses publications spéciales, et dans les traités classiques de radioactivité.

Voyons maintenant comment on peut alimenter les salles d'inhalation à l'aide des gaz spontanés radioactifs des sources thermales.

Dans un magistral travail qu'il vient de publier dans le *Journal de Chimie physique*, M. Ch. Moureu a donné la composition des gaz de plus de 70 sources.

Au point de vue qui nous occupe, nous distinguerons seulement :

Les sources donnant directement ou permettant de condenser des gaz inertes (azote brut et gaz rares) contenant une quantité utilisable d'émanation, soit au minimum 100 milli-micro-curie par litre.

Parmi toutes les sources étudiées par M. Moureu, il y en a seulement trois dont les gaz présentent une dose naturelle supérieure à 100 milli-micro-curie. Ce sont les sources Badgadstein (Autriche), la source Bordeu, à Bagnères-de-Luchon, et la source Choussy, à La Bourboule.

Les débits gazeux des deux premières ne sont pas indiqués. Le débit gazeux de Choussy est considérable, près de 30.000.000 de litres par an.

De plus, les gaz de Choussy contiennent 94,5 o/o d'acide carbonique. Or, il est très facile d'absorber ce gaz, sans absorber l'émanation, de sorte que les gaz de Choussy permettraient d'obtenir des gaz décarbonatés dosant près de 3 micro-curie par litre.

Parmi les autres sources, celles dont les gaz contiennent

une dose élevée d'acide carbonique avec une teneur en émanation même faible, présentent un certain intérêt, surtout si le débit de gaz spontané est assez élevé.

C'est le cas des sources de Colombières-sur-Orb, récemment découvertes.

Le débit gazeux total est encore inconnu, car on trouve tous les jours de nouveaux dégagements ; mais on peut, dès maintenant, l'évaluer à plus de 5 mètres cubes à l'heure. Une première installation, assez provisoire, permet de capter 1900 litres à l'heure.

La teneur des gaz captés, en acide carbonique aussi bien qu'en émanation, est variable.

On trouve de 93 à 97 o/o d'acide carbonique, et de 6 à 20 milli-micro-curie par litre de gaz brut.

L'installation que nous avons réalisée et que je vais brièvement décrire nous permet d'obtenir, en moyenne, 60 litres à l'heure de gaz décarbonatés dosant, en moyenne aussi, 400 milli-micro-curie par litre.

On peut, comme l'a fait M. Moureu, évaluer la puissance radioactive des sources, par la quantité de radium avec laquelle l'état d'équilibre radioactif correspondrait au débit d'émanation de la source.

Au point de vue qui nous occupe, il est plus intéressant d'évaluer le nombre de mètres cubes de salle d'inhalation que chaque source permettrait de maintenir à la dose thérapeutique, soit 1,5 micro-curie par mètre cube.

Dans cet ordre d'idées, on voit que, dans leur état actuel, les sources de Colombières permettraient d'entretenir, sur place, plus de 1500 mètres cubes.

En transportant les gaz, à une distance telle que la durée du transport ne dépasse pas 24 heures, ces mêmes gaz permettraient encore d'alimenter plus de 1200 mètres cubes.

Ces chiffres montrent qu'il n'est pas besoin d'avoir recours aux sels de radium, ni aux appareils coûteux permettant de faire de l'émanation avec ces sels. Les sources thermales françaises peuvent, pour de longues années, suffire à tous les besoins de la thérapeutique par l'émanation.

La Station de Colombières-sur-Orb

Colombières est un village de 400 habitants, de l'arrondissement de Saint-Pons. Les hameaux qui le composent sont accrochés aux flancs du mont Caroux, de 1.100 m. d'altitude. Le village est desservi par une halte de la ligne de Bédarieux à Montauban, et distant de 7 kilomètres de Lamalou-les-Bains.

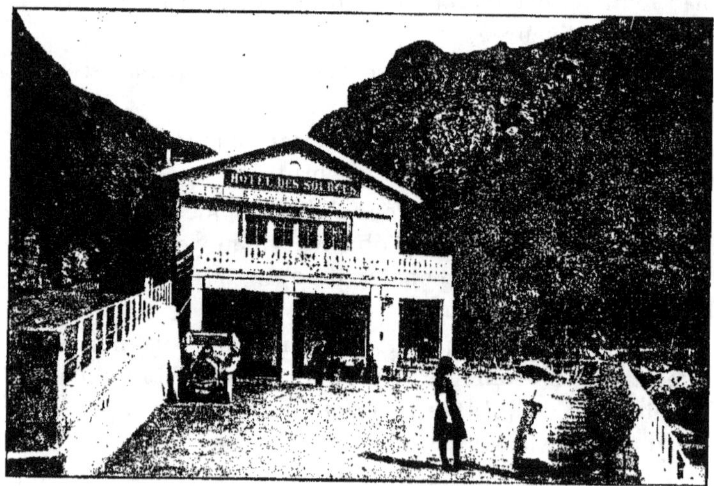

Entrée des gorges du ruisseau d'Arles, à Colombières

Le Caroux appartient géologiquement au terrain archéen ; il est formé de shistes à cericite granulitisés. Les flancs du Caroux sont très abrupts, coupés d'éboulis formés de masses granulitiques énormes et sillonnés de torrents dans le lit desquels les gens du pays ont, de tous temps, connu des sources gazeuses, assez ferrugineuses.

C'est dans le lit d'un de ces torrents, le ruisseau d'Arles, que l'on a découvert les dégagements gazeux.

En 1910, une société s'était formée dans le but de créer, dans la gorge de ce ruisseau, un hôtel de séjour. L'hôtel devait être éclairé électriquement à l'aide d'une turbine placée sur la chute de 15 mètres, jadis utilisée pour un foulon à laine.

En procédant aux réparations du barrage qui alimente la turbine, on remarqua, au fond de l'eau, des dégagements gazeux se présentant, de minutes en minutes, sous forme de longs chapelets de bulles.

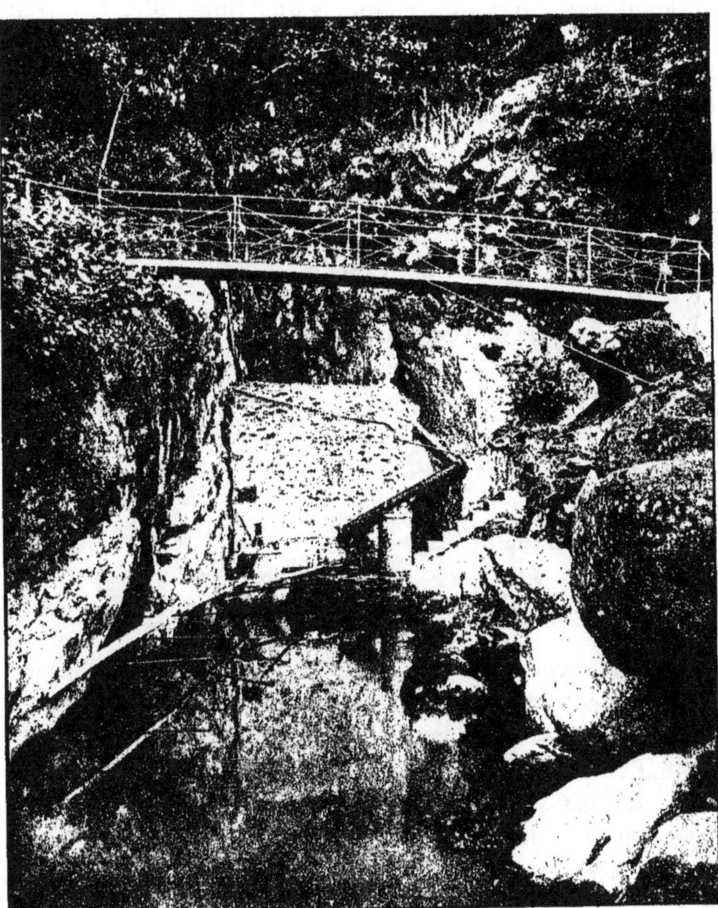

Captation des gaz radioactifs

Le torrent fut dévié, comme on peut le voir sur la figure annexée, et on pratiqua des fouilles à l'endroit d'où sortaient les bulles. On constata qu'avec le gaz, il sortait, dans le gravier formant le fond, de l'eau chaude. Il fut facile de suivre la trajectoire des eaux et des gaz à travers les graviers, grâce aux dépôts ferrugineux laissés par l'eau.

On arriva ainsi, sur deux des côtés de la cavité pratiquée par la fouille, à trouver le massif de la montagne. De gros dégagements se produisaient dans une fumerolle, à la rencontre de deux plans de glissement des roches. Le fond de la cavité, toujours plein de gravier, était absolument couvert de petits cratères de dégagements gazeux. L'aspect était à peu près celui des « bouillens » du Gard et de l'Hérault. Pour capter une partie de ces gaz, on a disposé en dos d'âne le fond de gravier et on l'a recouvert d'une carapace d'acier de 2 millimètres d'épaisseur. Celle-ci a été recouverte d'un béton armé de 20 centimètres d'épaisseur. Le tout forme une sorte de grand entonnoir, qu'on a immergé en laissant la cavité se remplir de l'eau du torrent.

Les gaz viennent se dégager par un tube qui a été aménagé au point le plus élevé du dos d'âne. Ce tube aboutit au centre d'une cloche, partiellement immergée. La cloche est reliée par une canalisation en plomb, au laboratoire de décarbonatation.

Pour décarbonater les gaz, on les fait circuler dans des serpentins de verre, avec une solution de potasse caustique. Il se forme du carbonate de potasse, et l'azote brut, contenant toute l'émanation, qui ne se dissout pas, vient se dégager à l'extrémité des serpentins, sous une cloche immergée dans le carbonate de potasse. Cette cloche est reliée à des gazomètres, où le gaz s'emmagasine.

Quant au carbonate de potasse, on le traite par la chaux, dans des bacs à caustifier, identiques à ceux employés en savonnerie, de façon à régénérer les lessives.

Il est nécessaire, au cours de toutes les décarbonatations, de vérifier plusieurs points importants :

1° Teneur en acide carbonique des gaz à l'arrivée ;

2° Quantité de gaz bruts traités ;

3° Décarbonatation parfaite de l'azote brut ;

4° Quantité d'azote brut obtenu ;

5° Teneur en émanation des gaz bruts et de l'azote brut obtenus.

Il faut donc adjoindre à l'installation de captage et de décarbonatation un laboratoire de chimie, et, dans un local isolé, un montage électrométrique sensible et précis pour les dosages d'émanation.

On peut ainsi suivre les opérations, s'assurer de leur rendement et, surtout, être certain de la parfaite décarbonatation des gaz.

Il est, en effet, essentiel que ceux-ci, qui vont être mélangés à l'atmosphère des salles d'inhalation, ne contiennent aucune trace de gaz toxique.

Si les gaz bruts des sources contenaient de l'hydrogène sulfuré, celui-ci serait aussi arrêté par la lessive de potasse.

Il n'y a, en général, aucun gaz toxique autre que l'acide carbonique ou l'hydrogène sulfuré. Malgré cela, il serait imprudent de traiter des gaz spontanés sans en avoir fait faire une analyse très sérieuse, portant, autant que possible, sur des échantillons pris à différentes heures de la journée.

À Colombières, les gaz décarbonatés sont envoyés à la salle d'inhalation, placée à quelques mètres du laboratoire, par une canalisation de plomb.

Pour de faibles distances, on transporte aisément les gaz dans des bidons munis de deux robinets, placés, l'un à la partie inférieure, l'autre à la partie supérieure. Ces bidons se remplissent et se vident très aisément, par simple déplacement par l'eau.

L'émanatorium de Lamalou, distant de Colombières de 7 kilomètres, est ainsi alimenté par des bidons de 20 litres, qu'on transporte deux fois par jour en automobile.

Pour des distances plus grandes, où le chemin de fer, avec les délais inévitables devrait être employé, on perdrait une partie appréciable de la valeur des gaz, par suite de la désintégration de l'émanation. Ainsi, avec le délai de 48 heures, qui est le minimum qui s'écoule entre l'expédition et la réception d'un colis postal, les gaz perdraient 31 o/o environ de leur radioactivité.

Le seul transport assez rapide est donc la poste. Pour

rendre les gaz transportables par la poste, nous avons songé à les comprimer dans des capsules d'acier, fabriquées par la société Aerators, de Londres, la même qui fait les sparklets d'acide carbonique.

Grâce à ces capsules, et aux machines à remplir et à comprimer qui en sont le complément indispensable, on peut envoyer, en France, avec un délai maximum de 24 heures, toutes les quantités de gaz nécessaires. La perte de radioactivité n'est que de 17 o/o, et il suffit, pour assurer à l'arrivée une dose déterminée, de surcharger les capsules, au départ, d'une quantité égale.

En terminant, il me faut encore signaler deux modes d'emploi possible des gaz radioactifs et qui ont pour effet d'en augmenter l'efficacité.

Le premier est destiné à favoriser la formation des dépôts de désintégration de l'émanation sur le corps ou certaines parties du corps des malades. Il s'appuie sur la propriété qu'ont ces dépôts de se former sur les corps chargés d'électricité négative.

Pour mettre ce procédé en pratique, on dispose, dans la salle d'inhalation, un plancher porté par des pains de paraffine, sur lequel on fait asseoir les malades, avec les parties intéressées mises à nu. Le plancher est relié au pôle négatif d'une machine électrostatique ; on dispose sur le plancher un électroscope.

On charge une fois les malades installés et on suit la perte de charge, qui est assez rapide, grâce à la chute de la feuille de l'électroscope. On recharge, de manière à maintenir cette feuille dans une région déterminée de sa course, correspondant, par exemple, à 3.000 volts. Dans une salle ayant une atmosphère maintenue à la dose de 1 millimicrocurie par litre, il faut recharger toutes les dix minutes environ pour maintenir le potentiel entre 2.000 et 3.000 volts.

Le second mode d'emploi permet de faire des applications locales de doses élevées d'émanation.

Il est basé sur la propriété qu'ont certains charbons d'absorber de grandes quantités d'émanation. Le charbon le plus favorable est celui obtenu en calcinant l'écorce de la noix de coco.

Sur ce charbon, préalablement chauffé vers 400 degrés dans le vide, puis refroidi à 20 degrés au-dessous de zéro, dans un mélange de glace et de sel, on fait circuler les gaz radioactifs, décarbonatés et soigneusement desséchés.

Une partie des gaz rares, de l'azote et toute l'émanation sont retenus par le charbon, dans ces conditions. On arrive ainsi à condenser jusqu'à un microcurie par gramme de charbon.

Le charbon ainsi saturé est placé rapidement sur les parties malades et recouvert d'un taffetas imperméable, puis de couvertures en laine épaisse. La température s'élève rapidement, l'émanation se dégage et il se forme, au contact direct de la peau, une atmosphère très riche en émanation.

Ce procédé nous a donné, à Colombières, des résultats très surprenants dans deux catégories de cas :

1° En 3 ou 4 applications, on fait littéralement fondre des Tophis invétérés ;

2° Une application suffit très souvent pour arrêter rapidement des crises très aiguës de douleurs névralgiques, sciatiques ou même de douleurs fulgurantes du Tabès.

Issoudun. — Imprimerie H. GAIGNAULT, 15, rue Victor-Hugo.